Sommaire

Chapitre 1 : Le régime de désintoxication - une compréhension de base

La désintoxication se produit dans notre corps quotidiennement.

Nos organes internes, le côlon, le foie et les intestins, aident notre corps à éliminer les matières toxiques et nocives de nos flux sanguins et de nos tissus. Souvent, nos systèmes deviennent surchargés de déchets. L'air même que nous respirons, et tous ses polluants, s'accumulent dans notre corps.

Les aliments surtransformés et les polluants environnementaux d'aujourd'hui peuvent facilement submerger nos systèmes délicats et provoquer l'accumulation de matières toxiques dans notre corps.

Les régimes de désintoxication sont conçus pour aider votre corps à se débarrasser de l'accumulation de matières toxiques et à perdre du poids. Si vous vous sentez léthargique, avez des rhumes fréquents, des problèmes digestifs ou si vous ne vous sentez tout simplement pas dans votre meilleur jour, vous avez peut-être un problème de toxicité. Un régime de désintoxication vous aidera à éliminer les matières nocives de votre corps et à perdre du poids.

Un régime de désintoxication aidera votre corps en augmentant l'endurance et l'énergie, rendant le processus digestif plus facile. Il aidera à augmenter la clarté mentale et à diminuer les allergies. La plupart des régimes de désintoxication n'impliquent pas d'aliments bizarres ou malsains, simplement des aliments frais et entiers comme les fruits et les légumes. Mangez beaucoup de fruits frais, sauf le pamplemousse. Les enzymes du pamplemousse interfèrent avec le bon fonctionnement des enzymes dans le foie, donc ils ne devraient pas être utilisés pendant les régimes de désintoxication.

Les pamplemousses ne devraient pas être mangés pendant les programmes de désintoxication, mais ils sont excellents pour n'importe quel autre moment.

Les légumes frais sont également excellents dans le régime de désintoxication.

Les meilleurs légumes pour la désintoxication sont le brocoli, l'ail, les artichauts, les betteraves, le chou-fleur et les légumes rouges et verts. Évitez les produits à base de maïs, car le maïs contient souvent des allergènes. Le riz est également acceptable dans le cadre d'un régime de désintoxication, et les haricots, les noix et les graines sont également excellents.

Buvez beaucoup d'eau.

Vous avez besoin d'environ 6 à 8 verres par jour pour aider le corps à éliminer les toxines. Un corps hydraté aide les organes de votre corps à fonctionner de façon optimale. Buvez beaucoup d'eau cristalline et pure... aussi pure que vous pouvez l'obtenir.

Un plan de régime de désintoxication simple.

Un plan de régime de désintoxication simple peut simplement consister à ne pas manger de viande pendant quelques jours. Pour un plan plus détaillé, consultez un professionnel sur ce qu'il faut manger à chaque repas pendant la période de désintoxication. Restez loin des viandes pendant votre programme de désintoxication.

L'utilisation d'un plan de régime de detox peut aider à maximiser votre santé, réduire votre poids, et vous aider à vous sentir plus énergique et reposé.

La vérité, en ce qui concerne la désintoxication du corps fait dans une clinique ou même une thalasso, est qu'elle vous coûtera une bonne somme d'argent. En fait, un séjour dans une clinique de désintoxication peut coûter plusieurs milliers d'euros, selon les méthodes et les traitements utilisés. Donc, plutôt que de dépenser autant d'argent dans une clinique, la plupart des gens préfèrent la désintoxication à domicile, solution alternative, efficace, qui est peu coûteuse et qui permet de faire le travail aussi bien.

Une simple désintoxication à domicile signifie de contrôler ce que vous mangez et buvez. Heureusement, ce n'est pas un processus très exigeant puisqu'il n'y a aucune procédure médicale impliquée. Néanmoins, la désintoxication à domicile permet de nettoyer le corps. En mangeant des régimes spéciaux et en les complétant avec des thérapies naturelles, vous pouvez espérer un certain nombre de bénéfices alors qu'il n'y a pas d'effets secondaires à craindre.

Essayez un régime de désintoxication pendant quelques jours. Vous serez surpris de constater à quel point vous vous sentirez plus léger !

Chapitre 2 : Les avantages de la désintoxication pour la forme physique et la santé

Il semble que ce soit un peu dégoûtant lorsque vous vous détoxifiez ou que vous nettoyez.

Votre corps montre certains signes d'accumulation de toxines ? Ces toxines peuvent affecter la forme physique et la santé de tout votre corps. Il y a des moments où vous vous sentez léthargique et où vous ressentez du stress. Votre corps peut ressentir des douleurs continues, de la diarrhée, de la constipation et une sensation de maladresse. Un gain de poids rapide et l'incapacité de perdre l'excès de poids peuvent également être des signes de la présence de toxines dans le corps.

De plus, les toxines présentes dans l'organisme se trouvent et sont stockées sur vos cellules adipeuses. En désintoxiquant votre corps et en nettoyant vos cellules de ces déchets indésirables, vous devriez prendre soin de vos organes d'élimination.

Il y a des organes particuliers dans votre corps qui s'occupent de la gestion des déchets cellulaires. Ces organes jouent un rôle majeur dans le processus de désintoxication pour un corps en forme et en bonne santé.

1) Votre foie est l'organe qui recycle les produits chimiques non désirés dans le corps. Il trie les toxines et les envoie à l'organe approprié pour élimination, pendant le processus de circulation. Les principaux organes d'élimination soutiendront le foie pour où ces toxines seront stockées et ensuite éliminées.

2) Les glandes lymphatiques jouent également un rôle important dans l'élimination des toxines. Un réseau de tubes fait sortir l'excès de déchets des cellules du corps et les achemine vers les organes finaux d'élimination. L'appendice, le thymus, l'amygdale et la rate sont les principales glandes lymphatiques qui aident les principaux organes du corps à nettoyer et à détoxifier.

3) Les reins aident à la gestion de l'eau du corps. Ce sont eux qui maintiennent la bonne chimie du sang alcalin en éliminant les déchets acides dissous. Vous pouvez aider vos reins à fonctionner très bien en buvant beaucoup d'eau. Il est beaucoup mieux si vous buvez des jus alcalins frais et de l'eau purifiée.

4) Les poumons sont les organes qui maintiennent le sang purifié. Ils permettent à l'oxygène d'aller directement dans la circulation sanguine. Ils sont également responsables de l'élimination des gaz résiduels qui se trouvent dans chaque cellule du corps. La respiration profonde et l'air frais sont très utiles pour garder les poumons en bonne santé et libres de toxines. Si vous êtes dans une zone urbaine, il est recommandé de trouver une zone riche en oxygène où vous pouvez pratiquer la respiration profonde.

5) Le côlon est l'organe de gestion des déchets solides dans votre corps. Les médecins ont trouvé de nombreuses personnes qui peuvent avoir jusqu'à une trentaine de kg de mucus et de déchets solides semblables au caoutchouc à l'intérieur et sur les parois du côlon. La désintoxication et le nettoyage du côlon peuvent être très difficiles à faire. Cependant, avoir un côlon sans déchets peut certainement vous procurer les bons avantages d'avoir un corps propre et sain.

Exercice de marche régulier.

Si vous ressentez certains signes/effets secondaires de la désintoxication, vous pouvez essayer de faire un exercice de marche régulier. L'exercice est une bonne clé pour avoir un corps en forme et en santé.

Buvez beaucoup d'eau citronnée.

De nombreux diététiciens vous suggèrent également de boire beaucoup d'eau citronnée. C'est un moyen efficace de maintenir une très bonne circulation et peut augmenter le taux de désintoxication à l'intérieur du corps.

Chapitre 3 : Détoxifier votre façon d'être en santé et en beauté

Où est ce produit miracle qui pourrait vous faire revivre ? Combien de fois votre cerveau s'est-il senti si léthargique que vous ne pouvez même pas penser clairement ?

Combien de fois vous êtes-vous senti si fatigué que même monter une seule volée d'escalier vous prend beaucoup de temps ?

Ou encore ces fois où vous vous êtes sentie si " pas jolie " que même votre plus belle tenue ne peut pas vous remonter le moral ?

Vous avez essayé toutes les astuces connues pour rester en forme, et vous avez fouillé toutes les étagères du rayon santé et beauté à la recherche de ce produit miracle qui pourrait vous revigorer - mais toujours sans résultat.

Pourquoi ne pas essayer de regarder la maison et la section des fruits et légumes de votre épicerie ?

De quoi s'agit-il ? Je parle de désintoxication.

La désintoxication, ce n'est pas seulement transpirer des seaux sur le plancher du gymnase, ou s'affamer !

C'est une approche holistique de la santé et de la beauté. Elle englobe tout, du régime alimentaire et de la mise en forme, à votre sentiment de bien-être. Essayez-le pendant une fin de semaine et commencez la nouvelle semaine renouvelée et plus revigorée. La détoxification de votre chemin vers la santé et la beauté est possible grâce à quelques éléments que vous pourriez facilement trouver chez vous. Avec des bougies parfumées, des huiles aromatiques, une tisane et un week-end gratuit, vous êtes prêt à vous rajeunir et à vous renouveler.

Une fin de semaine " à temps pour moi " commence un vendredi :

Mangez léger.

Pensez salade et fruits !

Buvez beaucoup d'eau tout au long de la journée.

Le soir, faites-vous un massage à sec avec un luffa ou une brosse à longs et lents mouvements. Faites un mouvement dans une direction : vers le haut et vers l'aine. Rafraîchissez-vous avec du thé ou de l'eau, puis faites-vous tremper dans un bain d'eau chaude et de gouttes d'huile de bain aromatique. Allumez quelques bougies parfumées tout en ajoutant progressivement de l'eau fraîche dans la demi-heure qui suit, jusqu'à ce que votre bain devienne légèrement froid. C'est le début de votre nouvelle routine de santé et de beauté. Ce processus est fait pour la stimulation des vaisseaux sanguins.

Séchez-vous et habillez-vous chaudement pour aller au lit.

Commencez le jour suivant :

Buvez de l'eau chaude au citron. Faites une promenade tout en respirant profondément. Prenez un bain de vapeur ou allez nager. Vous pouvez aussi demander un massage à votre partenaire ou à votre thérapeute. Encore une fois, terminez votre cure de désintoxication santé et beauté avec une brosse de massage à sec et un bain.

Passez votre dimanche à faire tout le processus, mais ajoutez une autre activité :

Faites une liste des personnes ou des choses, comme votre travail, qui sont toxiques pour vous. Évaluez comment vous devriez les traiter pour réduire leur effet toxique. Ensuite, prenez soin de vous ou faites des exercices de méditation. N'oubliez pas, cependant, que vous pouvez avoir une transpiration excessive, de légers maux de tête et des éruptions cutanées. Ce sont des signes que votre corps libère des toxines et que celles-ci sont temporaires.

La détoxication est suffisamment efficace, sécuritaire et peu coûteuse pour faire partie de votre routine hebdomadaire de santé et de beauté. N'oubliez pas de l'éviter pendant vos règles, votre grossesse et votre maladie.

Enfin, parlez à votre médecin si vous rencontrez des problèmes pendant la désintoxication.

Chapitre 4 : Pourquoi et comment la désintoxication aide à la santé globale

Les niveaux de toxines augmentent à un rythme alarmant chaque jour.

Il suffit de considérer le nombre croissant de problèmes de santé (tels que le cancer, les maladies cardiovasculaires, l'obésité, les maux de tête, la fatigue, la toux persistante, la constipation, les allergies, etc. Les toxines existent à la fois à l'extérieur (à l'extérieur de notre corps) et à l'intérieur (à l'intérieur de notre corps). Par le biais de la nourriture, les toxines existent lorsqu'il y a des produits chimiques, des pesticides, des dépendances alimentaires ou des drogues. Dans l'environnement, la pollution de l'air et de l'eau sont les principaux domaines de toxines. Nous recevons ces toxines externes lorsque nous mangeons, respirons ou touchons.

À l'intérieur, notre corps produit des toxines dans le cadre d'une fonction quotidienne normale. Par exemple, la transpiration et l'évacuation des intestins sont des fonctions d'élimination importantes. Un corps se décompose lorsqu'il ne peut pas bien gérer les processus d'élimination normaux, en raison d'une surcharge de toxines. C'est aussi à ce moment que le corps devient sensible à l'entrée de bactéries et des parasites.

Les résultats sont des infections et des maladies, et l'incapacité du corps à y faire face.

Pour aider à atteindre une meilleure santé, il est donc important de détoxifier et de nettoyer. La quantité que vous souhaitez détoxifier dépend vraiment de vous-même et de la façon dont vous voulez que votre corps soit " nettoyé ". En fait, tout changement simple à votre régime alimentaire qui prévient et élimine l'accumulation de toxines est utile. Par exemple, boire huit verres d'eau filtrée est une chose facile que vous pouvez faire quotidiennement.

Vous pouvez également apporter d'autres changements à votre alimentation, comme manger plus de légumes verts et des aliments riches en fibres. La laitue est une « merveille verte », pleine de nutriments. Mangez beaucoup de salades !

Une mesure plus drastique de nettoyage de votre corps est de faire un jeûne complet.

Le jeûne complet aide à donner à vos organes un repos bien nécessaire. En fait, Hippocrate (le " père de la médecine moderne ") croyait que le corps a besoin non seulement de repos physique, mais aussi de repos chimique. Le repos chimique consiste à retenir la nourriture, ce qui donne aux organes du corps l'occasion de se débarrasser des déchets accumulés et de se nettoyer ainsi.

Cependant, avant de vous lancer dans un régime de désintoxication ou de nettoyage sérieux, vous êtes bien conseillé de demander l'avis d'un professionnel. Une sur-détoxication peut également se produire dans certains cas, lorsque certaines personnes vont à l'extrême et que des nutriments essentiels du corps sont perdus.

Chapitre 5 : Vous vous sentez léthargique?

Le fait de ne pas trouver la cause sous-jacente et le traitement peut être un danger pour votre santé.

Je suppose que la majorité de la population se sent régulièrement un peu léthargique. Si on passe par cette condition pendant une longue période, on peut commencer à avoir l'impression que c'est devenu une situation normale pour vous et que vous vous y êtes habitué.

Mais le fait de ne pas trouver la cause sous-jacente et le traitement peut être un danger pour votre santé. Si vous vous sentez léthargique, c'est un signe que quelque chose ne va pas et qu'une enquête immédiate est nécessaire pour en déterminer la cause. Il peut y avoir de nombreuses raisons différentes pour cette condition. Beaucoup de choses que nous faisons tous les jours empoisonnent absolument notre système. Si vous êtes un fumeur, vous devez absolument vous désintoxiquer. Au fil du temps, avec plusieurs programmes de désintoxication, vous constaterez peut-être que vous êtes arrivé à un point où vous pouvez plus facilement cesser de fumer.

Voici quelques-unes des causes de la lenteur

1) Le régime alimentaire est d'une grande importance. Avec tous les pesticides et les produits chimiques dans notre nourriture aujourd'hui et un sol déficient en nutriments, il peut être difficile d'obtenir les nutriments dont nous avons besoin pour vivre une vie saine. Il est possible de retrouver une bonne santé en changeant votre régime alimentaire pour manger des aliments biologiques qui comprennent la consommation de plus de fruits et de légumes crus et moins d'aliments cuits et de produits sucrés.

Vous pouvez envisager de prendre de bons suppléments pour obtenir des éléments nutritifs que vous n'obtiendriez pas autrement. Vous pouvez argumenter que les aliments biologiques sont si chers, mais considérez ceci : vous pouvez économiser quelques euros sur des aliments emballés moins chers qui peuvent être chargés d'agents de conservation, de nitrates, etc.

Combien de temps pensez-vous que votre corps va fonctionner correctement si vous y mettez du carburant dégradé ? Vous avez vu ce que cela peut faire à une voiture. Il en est de même pour votre corps. Si vous regardez de près les célébrités qui ont l'air en bonne santé et qui sont en forme, elles ont un secret que vous n'avez pas. Étant donné que leurs revenus dépendent de leur personnalité et de leur beauté, elles sont obligées de renoncer aux régimes alimentaires habituels. Elles font de l'exercice, mangent de plus petites portions et incluent beaucoup plus d'aliments crus, en plus de boire beaucoup d'eau, ce qui nous amène au sujet suivant.

2) La déshydratation ! Environ 80% des gens sont semi-déshydratés et ne le savent même pas. Sans ce précieux liquide, notre corps (qui est composé aux 2/3 d'eau) ne peut pas fonctionner correctement. La déshydratation à elle seule peut rendre paresseux. Si vous êtes déshydraté, cela signifie que le niveau d'eau dans votre corps est en dessous de la normale pour un bon fonctionnement. La solution pour ceci est d'augmenter votre consommation de liquide. Le mieux est de boire de l'eau pure, environ 8 verres par jour. Si boire autant d'eau vous semble trop difficile, vous pouvez augmenter votre consommation d'eau avec des tisanes vertes ou à base de plantes.

Ces thés ont un effet bénéfique en ce sens qu'en plus d'augmenter l'apport en eau, ils fournissent des antioxydants qui aident votre système immunitaire. Alors, buvez et sentez-vous mieux!

3) Une mauvaise alimentation, le manque d'exercice, les virus, les bactéries et les parasites peuvent causer des problèmes digestifs. Ici,

nous avons une foule de problèmes à régler. Si votre corps est toxique, alors votre foie et vos reins peuvent être en surcharge. Vous pouvez gérer beaucoup de ces problèmes avec un nettoyage du foie et des reins.

Traiter les parasites.

Les parasites peuvent résider dans n'importe quel organe majeur du corps et causer plus de problèmes que la simple lenteur. Traitez d'abord l'infestation de parasites, peut-être en utilisant une solution à base de plantes que vous trouverez dans votre magasin d'aliments naturels locaux, suivi d'un nettoyage des reins, puis d'un nettoyage du foie et du côlon. C'est un processus recommandé par le Dr Hulda Clark. Il existe de nombreux nettoyages différents que vous pouvez faire. Pour trouver celui qui vous convient, allez en ligne et tapez foie ou rein et vérifiez soigneusement ce qui vous convient.

4) D'autres moyens de désintoxication sont le jeûne et les lavements.

- Le jeûne est une technique de guérison naturelle vieille de plusieurs siècles qui fonctionne très bien lorsqu'elle est pratiquée correctement.

- Les lavements au café ou au citron sont excellents pour nettoyer le côlon des excréments anciens et contaminés.

- Certaines herbes peuvent également être utiles pour nettoyer le côlon, comme la cascara sagrada (avec modération), l'aloès, les graines de lin et la framboise rouge.

- Prenez beaucoup de fibres (avec beaucoup d'eau). Cela vous aidera à rester régulier.

- Un côlon trop toxique peut éventuellement mettre des impuretés dans la circulation sanguine et cela vous fera certainement sentir paresseux.

5) Il y a eu beaucoup de controverse au cours des années au sujet d'une trop grande quantité de mercure dans vos dents. Un dentiste m'a dit un jour que si vous regardez à l'intérieur de votre bouche, les plombages que vous avez peuvent sembler lisses à l'extérieur, mais si vous pouviez regarder sous le plombage, c'est une toute autre histoire. Il semble très déchiqueté et les métaux peuvent s'infiltrer dans votre système.

Le mercure dans le système est le métal non radioactif le plus toxique dans le corps et environ la moitié des plombages en argent sont au mercure. Divers problèmes de santé peuvent survenir, comme des dommages au cerveau, aux reins et aux poumons, et on a même établi un lien avec l'autisme. Vous pouvez être testé pour la toxicité du métal par l'analyse des cheveux et de l'urine.

- Si votre test est positif, vous pouvez envisager de les faire enlever et de les remplacer par des plombages en or.

- Cependant, même après le remplacement, l'organisme peut mettre des mois à excréter ces toxines.

- Faites vos recherches et trouvez un dentiste ayant une excellente réputation, qui a fait des obturations de remplacement. (Un ami m'a raconté que sa mère souffrait de maux de tête depuis 20 ans et qu'après avoir fait remplacer tous les plombages, elle n'avait plus de maux de tête).

6) Une technologie relativement nouvelle est apparue pour la désintoxication du corps, c'est-à-dire avec un bain de pieds ionique. Vous placez vos pieds dans un bain d'eau chaude avec un peu de sel de mer. Les bains de pieds ioniques fonctionnent en envoyant un petit courant qui passe dans un circuit à travers le corps et génère des ions chargés positivement.

La forte concentration du champ ionique s'attache aux toxines chargées négativement, les neutralisant, et le corps est alors capable de les éliminer par les quelques 2000 pores qui se trouvent surde vos pieds. Vous pouvez alors expérimenter l'équilibre correct du ph acide-alcalin comme la nature l'a voulu. C'est indolore et prend environ 30 minutes.

L'eau changera de couleur selon la toxicité du corps, et aussi selon la dureté ou la douceur de l'eau, où que vous soyez, géographiquement.

Indicateurs de la couleur de l'eau pour les organes du corps qui se détoxifient

- Noir ou brun, le foie.

- Orange ; les articulations.

- Vert foncé ; la vésicule biliaire.

- Vert jaunâtre : les reins ou les voies urinaires.

- Mousse blanche ; les ganglions lymphatiques qui s'écoulent.

- Taches rouges ; matière des caillots sanguins.

- Taches noires ; métaux lourds.

De plus, des études indépendantes ont été faites qui montrent les niveaux de mucus, de métaux lourds et de graisse dans l'eau après 30 minutes.

Comme vous pouvez le voir, il y a beaucoup de choses que vous pouvez faire pour aider à éliminer cette sensation de lenteur et de fatigue. Mais comme toujours, consultez votre professionnel de la santé avant d'entreprendre un programme de désintoxication.

Chapitre 6 : Différents types de détoxification

Votre corps devrait se nettoyer naturellement, mais les régimes alimentaires d'aujourd'hui rendent ce processus difficile.

Beaucoup se tournent vers le nettoyage interne du corps pour débarrasser le corps des déchets et des toxines. Un traitement de désintoxication est conçu pour aider le corps à éliminer les toxines stockées et à renforcer les organes impliqués dans ce processus.

Nettoyage du côlon.

Le nettoyage du côlon aide à nettoyer l'organe qui aide le corps à éliminer les déchets. Un côlon sale peut entraîner une accumulation de toxines dans le corps, et la maladie. En utilisant des traitements à base de plantes ou d'irrigation, un nettoyage du côlon élimine les toxines et aide le tractus intestinal à fonctionner correctement. Il est essentiel de faire ce nettoyage en premier, afin que les déchets produits par d'autres procédures de détoxification puissent être éliminés efficacement.

Nettoyage des reins.

Vos reins nettoient environ 100 litres de sang par jour. Un nettoyage des reins aidera vos reins à fonctionner plus efficacement. Il s'agit généralement de consommer une très grande quantité d'eau ou de jus, puis de tout éliminer, afin de rincer les reins.

Nettoyage du foie.

Votre foie accomplit environ deux douzaines de processus pour le corps, quotidiennement, et le nettoyage de cet organe important aide le foie à aider le système immunitaire et à soutenir les fonctions digestives du corps. Il existe plusieurs suppléments et programmes de nettoyage du foie disponibles.

Nettoyage des poumons.

Le nettoyage des poumons est également important pour une bonne santé. Les régimes alimentaires riches en produits laitiers entraînent souvent un tissu pulmonaire gras. Le nettoyage des poumons atténue ce problème.

Nettoyage de la peau.

Enfin, un nettoyage de la peau libère les toxines logées dans les couches graisseuses juste sous la peau. La plupart des nettoyages sont effectués avec des herbes, des saunas et des suries.

Nettoyer votre corps des toxines est une excellente façon de garder vos systèmes "propres" et de les faire fonctionner en douceur. Les résultats en valent la peine :

Système immunitaire amélioré.

Teint de peau plus clair.

Meilleur sommeil.

Guérison de l'acné.

Guérison de la constipation.

Disparition des odeurs corporelles désagréables

... Juste pour en nommer quelques-uns ! Bref, vous serez étonné des conditions qui vont s'éclaircir !

Chapitre 7 : Idées de régimes de désintoxication

Il y a plusieurs types de régimes de désintoxication.

Il y a ceux dans lesquels vous ne pouvez manger que des fruits et des légumes. Ceux dans lesquels vous pouvez seulement manger les nourritures "propres" et ceux dans lesquels vous pouvez seulement boire le jus de fruit et de légume et même le type le plus extrême où vous pouvez seulement boire de l'eau.

Vous pouvez également faire des nettoyages spécialisés conçus spécifiquement pour une certaine région du corps, par exemple le foie, les reins, le sang ou les poumons. Cependant, la plupart des régimes de désintoxication impliquent juste le nettoyage du corps entier.

Un échantillon d'un régime de désintoxication de sept jours que vous pouvez essayer.

Tout d'abord, il est important que vous ayez des selles régulières pendant une désintoxication car cela réduira la probabilité que les toxines soient réabsorbées par le corps. Une bonne façon de s'assurer que vous éliminerez régulièrement est de prendre 2 cuillères à soupe de graines de lin moulues dans de l'eau citronnée le matin, et de boire de l'eau citronnée tout au long de la journée. Les graines de lin fournissent au corps des fibres et l'eau citronnée a un effet légèrement laxatif.

Il est également important de boire suffisamment de liquides lors d'un nettoyage. Vous devriez essayer d'inclure au moins 8 verres d'eau par jour pour vous assurer que vous permettez aux toxines d'être évacuées.

C'est un régime qui permet de manger un peu, puisque cela a tendance à être plus facile pour les débutants.

Rappelez-vous, vous pouvez modifier ce régime pour l'adapter à vos besoins et préférences.

DEBUT

1/2 citron pressé dans un verre d'eau chaude

1 cuillère à soupe d'argile bentonite et 1 cuillère à soupe de graines de lin moulues dans un verre d'eau

PETIT DEJEUNER

Smoothie pour le petit déjeuner à base de poire, de lait de riz et de poudre de protéine de riz

Des suppléments : Vitamine C

SNACKS

Jus de pomme dilué avec de l'eau

Eau

Bouillon de légumes

Suppléments : chardon-Marie

Bâtonnets de céleri et hoummos

DÉJEUNER

Soupe aux gros légumes faite avec un bouillon de légumes et votre choix de légumes

Brocoli à la vapeur avec graines de sésame et betteraves saupoudré de jus de citron sur riz brun

Sauce aux pommes

Des suppléments : Multivitamine

SNACKS

Thé à la racine de pissenlit

Bâtonnets de carottes avec trempette au hoummos

Eau

Des suppléments : Chardon Marie

DINER

Lentilles au curry sur quinoa

Salade de légumes verts, de poivrons rouges, d'artichauts et de choux de Bruxelles arrosée d'une vinaigrette à l'ail, au jus de citron et à l'huile d'olive

Bouillon de légumes

AVANT LE LIT

1 cuillère à soupe d'argile bentonite et 1 cuillère à soupe de graines de lin moulues dans un verre d'eau

Ce suivi peut durer jusqu'à sept jours.

Détendez-vous et profitez de votre temps de nettoyage, et n'oubliez pas de faire attention, car même si vous devez vous attendre à vous sentir léthargique et légèrement malade, si vous vous sentez très malade ou fatigué, communiquez avec votre médecin.

Chapitre 8 : Un fantastique régime alimentaire de désintoxication supplémentaire

Un plan de régime de détoxification n'est pas destiné à la perte de poids. Il vise à nettoyer et à revitaliser le corps en combinant des aliments biologiques naturels, des herbes et des exercices simples pour purger le corps des toxines accumulées. Avec le temps, la consommation d'aliments transformés, d'aliments non-végétariens et de sucres entraîne l'obstruction des parois internes du côlon par des déchets.

Cela entraîne une surcharge des organes de nettoyage interne comme le foie et les reins. Ils deviennent lents, permettant aux toxines et aux bactéries de réintégrer le système circulatoire au lieu d'être totalement éliminés par les selles, l'urine ou la sueur.

Ces toxines entraînent de la fatigue, des infections de la peau et d'autres organes, des migraines, des flatulences, des brûlures d'estomac, de la constipation et de nombreuses autres maladies graves. Un plan de régime de désintoxication régulier peut débarrasser le corps des toxines accumulées et mener à une vie active et sans maladie. La désintoxication n'est pas appropriée pour les enfants ! Cependant, un excellent régime rempli d'aliments naturels trouvés dans un régime de désintoxication, SONT très appropriés !

Régime général de désintoxication - Le plan de régime de 24 heures de désintoxication.

Ce régime n'est pas pour les diabétiques, les patients souffrant d'hypotension artérielle, les anorexiques, ou les adolescents, car il ne fournit pas suffisamment de carburant pour leurs activités physiques. Il peut être un régime d'une semaine de liquides, de fruits et de légumes crus biologiques pour nettoyer le système.

Réintroduire graduellement d'autres aliments, mais s'abstenir de consommer des aliments non végétariens et transformés. Certaines herbes naturelles peuvent aussi être utilisées. C'est une façon simple et rapide de revitaliser votre système, après une crise de boulimie ou un excès d'indulgence.

LE MATIN

Un verre de jus de grenade (le plus puissant antioxydant naturel).

Quelques amandes (source d'huile et de protéines).

Collation du milieu de la matinée

Un bol de riz brun (source de vitamines et de minéraux dans les glucides.

Un peu de tofu (protéine).

DEJEUNER

Un verre de jus de grenade.

Une grosse portion de salade verte mélangée (fournit des nutriments en vrac et essentiels) arrosée d'une c. à thé d'huile d'olive ou de vinaigre.

Collation de mi-journée

Un verre de jus de grenade.

Une poignée d'amandes.

DINER

Un verre de jus de grenade.

Un grand bol de riz brun.

Buvez au moins 8 à 10 verres d'eau par jour.

Ce régime de désintoxication fournira 1200 calories et une nutrition saine pour débarrasser votre corps des toxines dans les 24 heures. Il peut aider à perdre environ 600 grammes de poids corporel et, s'il est suivi régulièrement une fois par semaine, il gardera votre corps en bonne santé et actif.

Chapitre 9 : Détoxifier votre corps et renforcer votre système immunitaire avec un régime alimentaire, des herbes et des suppléments

Un processus naturel par lequel votre corps passe.

La désintoxication est un processus naturel par lequel votre corps passe pour se débarrasser des débris connus sous le nom de toxines. Dans des conditions normales, notre corps est conçu pour éliminer ces toxines par le foie, les reins, le système lymphatique, la peau, etc.

Il y a beaucoup de raisons pour lesquelles la désintoxication est si importante. De nos jours, il y a le problème de notre environnement chimique dû aux polluants dans notre air et notre eau. De plus, il y a le fait que la majorité de notre nourriture est cultivée avec des pesticides dans un effort pour réduire les infestations d'insectes et de bactéries, afin de produire un meilleur rendement. Il suffit d'aller dans n'importe quelle allée d'épicerie et de lire les étiquettes pour se rendre compte de la quantité de colorants et d'agents de conservation que nous consommons quotidiennement.

Faites un pas en arrière Si vous faisiez un pas en arrière (même seulement 30 à 40 ans), vous réaliseriez à quel point notre alimentation était différente à l'époque. Si vous ne cultiviez pas vos propres aliments biologiques, vous seriez probablement allé chez votre boucher tous les jours et auriez acheté de la viande fraîche et sans hormones, puis vous seriez allé au marché pour acheter des produits frais et biologiques.

Le mot " biologique " n'était probablement pas quelque chose que vous auriez associé à la nourriture de l'époque. Vous auriez associé le mot à probablement un cours de biologie.

Aujourd'hui, nous manquons gravement de nutriments.

L'air même que nous respirons constamment est quelque peu pollué. Nous buvons des boissons à haute teneur en fructose, nous mangeons beaucoup de produits en conserve et nous consommons une quantité incroyable de sodium. Je ne dis pas qu'il ne faut jamais manger de cette façon, parce que nous aimons tous nous faire plaisir de temps en temps, mais si vous suivez un régime alimentaire normal, riche en sel, en sucre et en agents de conservation, et en produits en conserve, vous vous rendez peut-être un mauvais service. Vous pouvez vous sentir rassasié, mais manquer gravement de nutriments.

Il est presque impossible d'être complètement exempt de tous les polluants dans notre environnement, mais tout ce que vous pouvez faire pour soulager votre corps de l'accumulation toxique et de la sous-alimentation devrait être bénéfique pour votre santé.

Bains chauds ou sauna.

Les nettoyages du foie et des reins sont excellents, mais si vous n'êtes pas enclin à les faire, alors il y a d'autres solutions... comme prendre un bain chaud pendant une demi-heure, ou faire suer les toxines dans un sauna.

Nettoyages.

Si vous vous sentez amené à faire ces nettoyages, alors assurez-vous d'avoir bien mangé et d'avoir bu jusqu'à 8 verres d'eau, afin que votre glycémie ne baisse pas et que vous restiez bien hydraté pendant le processus. Non seulement vous perdez des toxines de cette façon, mais vous perdez aussi de l'eau, du sel et du potassium - ce qui peut vous donner la tête légère.

Tisanes.

Il existe d'excellentes tisanes que vous pouvez boire régulièrement et qui nettoient le corps en douceur, vous hydratent, ont des propriétés antioxydantes et aident à éliminer les toxines. C'est une façon chaude et rafraîchissante de se détendre et de faire du bien au corps.

Les jus de fruits et de légumes.

Les jus de fruits et de légumes sont une façon fantastique d'obtenir plus de nutriments dans le corps parce que vous maintenez l'intégrité des nutriments. Si vous mettez des légumes dans une casserole pour les faire bouillir, vous aurez une perte de nutriments. C'est ce qu'on appelle le blanchiment et toute la bonté va dans l'eau. Si vous faites trop cuire les aliments et que vous jetez ensuite l'eau, alors vos nutriments sont tout simplement partis à l'égout et vous ingérez le reste de l'enveloppe blanchie.

Cru ou en jus, c'est la solution ! Il est conseillé de prendre des suppléments qui renforcent votre système immunitaire.

Parce que nous avons un sol déficient en nutriments, il est conseillé de prendre des suppléments qui renforcent votre système immunitaire tels que le Q-10, et les vitamines A, D, E, C et B. Les oligo-éléments et les électrolytes sont nécessaires pour maintenir notre système en forme. Évitez les boissons pour sportifs qui sont riches en sucre, mais procurez-vous plutôt des électrolytes de bonne qualité dans un magasin d'aliments naturels.

Chapitre 10 : Maux de tête ? Fatigué ? Désintoxication aux herbes aujourd'hui !

La courte liste des " maladies ".

Êtes-vous toujours en surpoids ou fatigué ? Avez-vous des maux de tête, d'autres douleurs, des rhumes et des grippes fréquents, de la constipation ou des problèmes digestifs, de l'hypertension artérielle, des allergies ou des sensibilités ? Consommez-vous souvent trop d'alcool, des boissons caféinées, des cigarettes, des drogues en vente libre ou des drogues récréatives, ou mangez-vous des aliments rapides, frits ou raffinés ?

La désintoxication à la rescousse.

Notre corps possède un système de désintoxication naturel intégré (composé du tube digestif, du système urinaire et du foie) qui aide à traiter toutes les substances chimiques que la vie moderne lui envoie. Ces produits chimiques sont appelés " toxines " - ce sont essentiellement des poisons qui ont des effets nocifs sur votre corps. Ce n'est pas seulement l'alcool et le tabac qui sont chargés de toxines ; les pesticides et les additifs alimentaires, la caféine et la pollution jouent également un rôle.

Les avantages d'un régime de désintoxication

1. On pense que les régimes de désintoxication préviennent les maladies chroniques, comme l'arthrite, les maladies cardiaques et le cancer.

2. Les gens qui essaient un régime de désintoxication trouvent souvent qu'il peut améliorer les symptômes de toxicité tels que la fatigue, les douleurs articulaires, les maux de tête, la douleur, le

syndrome prémenstruel, la peau malsaine, la mauvaise concentration, l'anxiété et l'irritabilité, les rhumes fréquents, les brûlures d'estomac, la constipation et les gaz.

3. Les régimes de désintoxication peuvent être recommandés dans le cadre d'un plan de traitement supervisé pour les maladies chroniques telles que les maladies auto-immunes, la sensibilité chimique multiple, la fibromyalgie, le syndrome de fatigue chronique, les troubles digestifs, les maladies cardiaques et l'arthrite.

Conseils de désintoxication

1. Effacez la période de désintoxication dans votre journal de tous les pubs, clubs, restaurants et fêtes. Voyez-la comme une occasion de faire toutes ces choses que vous ne faites jamais, comme visiter des musées et des galeries - vous pourrez alors vous sentir doublement satisfait à la fin lorsque vous serez non seulement en meilleure santé, mais aussi plus cultivé.

2. Buvez beaucoup d'eau pour éviter la déshydratation.

3. Prenez du chardon-marie pour optimiser ces bienfaits ; il contient de la silymarine, qui protège le foie contre les dommages.

Détoxification du corps et de l'esprit :

Les traitements chiropratiques spéciaux pour les toxicomanes se sont avérés très efficaces pour stabiliser ceux qui se retirent des drogues et autres comportements de dépendance.

Chapitre 11 : Régime de désintoxication - le jeûne des jus

Êtes-vous stressé à cause de la surcharge ? En raison des aliments hautement transformés que nous consommons et de l'air pollué que nous respirons, notre corps accumule des toxines. Le corps fait de son mieux pour éliminer les toxines, mais il finit par être stressé à cause de la surcharge. Les symptômes tels que les maux de tête chroniques, les allergies cutanées, le vieillissement prématuré, etc. commencent à se manifester.

Que pouvons-nous faire pour aider notre corps malade ? Essayez le jeûne au jus, une façon sécuritaire de vous désintoxiquer ! De nombreuses études ont été faites sur les effets bénéfiques du jeûne aux jus. Nous pouvons augmenter notre durée de vie, traiter les déséquilibres biochimiques, réduire notre taux de cholestérol, traiter les allergies, l'acné, etc.

Dans le jeûne aux jus, en laissant le corps se reposer des aliments et de la digestion, le système immunitaire peut se concentrer sur l'élimination des toxines, avec l'aide des organes d'élimination (foie, pancréas, vésicule biliaire, reins, intestins, peau, etc.)

Un jeûne prolongé (3 jours et plus).

Pendant un jeûne prolongé (3 jours et plus), le corps commencera à brûler et à digérer ses propres tissus, par un processus d'autolyse, de manière discriminatoire. Il décomposera et brûlera d'abord les cellules et les tissus qui sont malades, endommagés, âgés ou morts (tumeurs, cellules morbides, abcès, excès de dépôts de graisse, etc.) . L'estomac se rétrécit et devient moins acide.

Ensuite, certains symptômes de désintoxication sont ressentis, par exemple les éruptions d'acné, la fatigue, les maux de tête, car le corps élimine ses toxines. Ces symptômes devraient s'atténuer et nous ressentirons un sentiment de santé et de bien-être renouvelé !

Vous pouvez presser presque tous les fruits et légumes que vous pouvez manger.

Les légumes crus qui sont bons pour le pressage incluent les tomates, les concombres, le céleri et les carottes.

Les combinaisons de fruits et légumes sont délicieuses.

Par exemple, le jus de pomme et de carotte est un bon mélange. Une autre bonne combinaison est celle de la pomme, du céleri et de la tomate. Pour les peaux de légumes et de fruits, enlevez-les surtout si vous soupçonnez qu'elles ont été pulvérisées. Si vous pouvez utiliser des fruits biologiques, ce sera beaucoup mieux. Rincez-les dans de l'eau filtrée ou distillée.

Comment faire du jus pour le jeûne ? Il est recommandé de diluer votre jus 50/50 avec de l'eau, surtout si vous utilisez des fruits et que le jus est trop sucré. Utilisez de l'eau distillée, si possible, pour la dilution.

Le jus doit être préparé frais ! N'oubliez pas que vous ne pouvez pas acheter de jus fraîchement préparé au supermarché ni de jus provenant d'un paquet, malgré ce que dit l'étiquette sur le paquet. Tout jus dans un carton, une boîte ou une bouteille a subi un traitement thermique pour sa conservation. Le jus doit être préparé frais ! Plus le jus reste longtemps à l'extérieur, moins il contiendra d'enzymes alimentaires fraîches et crues. Cela signifie que soit vous trouvez un magasin qui le prépare juste avant de le boire, soit vous utilisez vous-même une centrifugeuse.

Chapitre 12 : Régime de désintoxication - 8 avantages du jeûne aux jus

Il y a de nombreux avantages à boire des jus, surtout si vous les préparez vous-même :

8 avantages du jeûne au jus

1. S'il est bu frais, le jus est plein d'enzymes vivantes, ce qui est utile pour le corps.

2. Contrairement au jus qui sort d'un sachet, le jus est frais et non pasteurisé. La pasteurisation a ses avantages, mais elle a entraîné la mort de certains aliments sur le plan nutritionnel. Lors de la pasteurisation, une chaleur élevée est utilisée et cela détruit les nutriments vitaux contenus dans le jus.

3. Vous consommez plus de légumes en buvant qu'en mangeant. Comme vous en avez probablement fait l'expérience, il n'est pas toujours possible de manger autant de légumes que vous le souhaiteriez. Boire du jus de légumes frais permet de remédier à ce problème.

4. La digestion et l'assimilation des nutriments des légumes sont beaucoup plus faciles. Votre corps est en fait, comme une centrifugeuse. Lorsque vous mangez du céleri, votre corps digère le céleri en en extrayant le jus pour en obtenir les éléments nutritifs. Les fibres sont éliminées par le côlon et les selles. Cependant, si vous pressez, vous avez déjà extrait le jus pour le corps, ce qui facilite l'assimilation. Néanmoins, il est toujours important de

manger des fruits et des légumes entiers, car vous avez également besoin d'une certaine quantité de fibres.

5. Le jeûne permet à votre système digestif de se reposer. Comme les jus de fruits et de légumes frais nécessitent peu de digestion, ils sont rapidement assimilés par votre corps. La majeure partie des 10 % d'énergie corporelle normalement impliqués dans votre assimilation, votre digestion et votre élimination est libérée. Le résultat final ? Vous ressentez un sentiment d'énergie renouvelée après le jeûne.

6. Le jeûne aide aussi à décomposer les matières toxiques - graisse, cellules anormales et tumeurs - et libère les tissus malades et leurs produits cellulaires dans la circulation pour l'élimination.

7. De plus, la croissance de nouvelles cellules pendant le jeûne est stimulée et accélérée car les protéines nécessaires sont re-synthétisées à partir des cellules décomposées (pendant l'autolyse). Votre taux d'albumine sérique, c'est-à-dire le taux de protéines dans le sang, reste constant et normal tout au long de votre jeûne, car votre corps utilise très intelligemment les protéines et les autres nutriments stockés là où ils sont nécessaires.

8. Le jeûne de jus est un processus de désintoxication beaucoup plus doux que le jeûne d'eau. Pour un jeûne aux jus, une grande variété de fruits et de légumes devrait être utilisée en combinaison, car cela est nécessaire pour améliorer la santé pendant le jeûne. De cette façon, le corps obtient toujours ses calories quotidiennes des jus faciles à digérer en comparaison avec le jeûne d'eau plus extrême. Ainsi, la libération des toxines des cellules graisseuses dans un jeûne de jus est plus douce et progressive.

Chapitre 13 : Régime de désintoxication - Essayez ces excellentes recettes de jus à jeun

Tout ce qui est requis en plus est une centrifugeuse ! Le jeûne au jus gagne en popularité comme moyen de détoxification. Beaucoup de gens sont intéressés à éliminer les toxines de leur système afin qu'ils puissent vivre une vie plus saine. Lorsque les toxines s'accumulent dans le corps, elles se sentent paresseuses et ont également un système immunitaire défaillant. Le jeûne au jus, comme méthode de purification, peut aider les gens à atteindre une meilleure santé et plus d'énergie.

C'est assez facile à faire car on peut facilement obtenir des fruits et il suffit d'avoir une centrifugeuse.

Si vous êtes un débutant.

Pour un débutant au jeûne de jus, il est important de commencer lentement et de l'essayer pendant une journée. En jeûnant, vous limitez votre consommation aux jus de fruits uniquement. Les jus de fruits sont riches en sucre, donc si vous êtes diabétique ou si vous avez besoin de surveiller votre consommation de sucre, vous devriez être prudent d'essayer un jeûne aux jus de fruits. Toute personne qui commence à jeûner devrait toujours en parler d'abord à son médecin. De plus, ne jeûnez pas pendant des périodes prolongées, comme plus de 3 jours, à moins que votre médecin ne vous dise que vous pouvez le faire en toute sécurité.

Les pages suivantes sont des exemples de recettes qui peuvent vous donner une idée des combinaisons de fruits et de légumes à utiliser ensemble.

Recette 1 : Combo de jus de légumes Combo de jus de légumes

2 feuilles de bettes à carde

1/2 betterave

2 ou 3 brins de cresson

3 carottes

1 branche de céleri

Laver avec de l'eau filtrée ou distillée ; couper et mettre dans la centrifugeuse.

Recette 2 : Jus de carottes et de pommes Jus de carottes et de pommes

2-3 Pommes vertes

1 carotte

Feuilles de basilic frais

Laver avec de l'eau filtrée ou distillée ; couper et mettre dans la centrifugeuse.

Recette 3 : Jus de légumes aux carottes Jus de légumes aux carottes

Une poignée de feuilles de pissenlit

1 feuille de chou frisé

4 carottes

Feuilles de menthe fraîche, de basilic ou de coriandre

Laver avec de l'eau filtrée ou distillée ; couper et mettre dans la centrifugeuse.

Recette 4 : Jus de pêche Jus de pêche

2 ou 3 pêches

Laver avec de l'eau filtrée ou distillée ; couper et mettre dans la centrifugeuse.

Trouvez votre propre combinaison unique !

Il existe de nombreux types de jeûne à jus. Certains régimes exigent des jus de fruits, tandis que d'autres utilisent des jus de légumes moins sucrés. Vous pouvez toujours trouver votre propre combinaison unique de recettes de régime à base de jus de fruits et de légumes !

Chapitre 14 : Prévenir le cancer par un régime de désintoxication

Le cancer est très courant de nos jours. Il peut s'agir d'un être cher, d'un parent ou de votre voisin, qui a un cancer et qui essaie maintenant désespérément de trouver un remède contre le cancer. Trouver un remède alors qu'on a déjà reçu un diagnostic de cancer est certainement plus difficile et plus éprouvant pour les nerfs que d'adopter de bonnes habitudes de prévention du cancer. Apprendre à prévenir le cancer est une nécessité pour tout le monde, car le cancer ne fait pas de discrimination - tout le monde peut en être atteint.

Pour traiter et prévenir le cancer, de nouvelles idées sont lancées tous les jours, mais elles sont toutes fondées sur un mode de vie sain. Le régime de désintoxication est une nouvelle forme de prévention du cancer qui a vraiment pris son envol.

Prévenir le cancer est possible si vous gardez votre corps en bonne santé et sans toxines. Manger sainement est toujours conseillé, quelle que soit la maladie que vous combattez. La raison en est que les aliments sains contiennent des vitamines et ont des propriétés qui permettent à votre corps de mieux fonctionner. Un corps qui fonctionne correctement et à un niveau efficace reste en meilleure santé.

L'exercice aide votre corps à brûler les graisses et à garder vos muscles toniques. Il aide également votre cœur et vos poumons à mieux fonctionner, ce qui permet à votre sang de mieux circuler et aux déchets de continuer à circuler correctement dans votre corps.

Le maintien d'un mode de vie sain prépare votre corps à être en bonne santé.

Un régime de désintoxication.

Un régime de désintoxication aide les organes de votre corps à fonctionner à leur niveau optimal et sans obstruction. Il aide à éliminer les toxines de votre corps et à éliminer les déchets plus efficacement. Un programme de désintoxication implique généralement beaucoup de fibres et d'eau, et donne à vos organes corporels une pause. Les fibres aident votre corps à éliminer les déchets, ce qui libère votre système pour mieux digérer les aliments.

Cela, en retour, vous donne plus d'énergie. L'eau a un effet global sur votre niveau d'énergie et sur le fonctionnement de votre corps. Au lieu de laisser les déchets s'accumuler et causer des tas de problèmes, le régime de désintoxication débarrasse votre corps des déchets, et cela libère votre côlon. En un mot, le régime de désintoxication permet à votre côlon de se remettre au travail et à votre côlon de fonctionner à nouveau de façon optimale. Un côlon qui ne fonctionne pas ne peut qu'entraîner un cancer.

Toutes les causes du cancer ne sont pas connues, mais le simple fait de prendre le temps de devenir plus sain dans la prévention du cancer peut faire beaucoup pour votre santé et vos perspectives d'avenir.

Chapitre 15 : Quels sont les effets secondaires d'une désintoxication ?

Nos corps sont capables de détoxifier les produits chimiques sans aide. Cependant, de nombreux experts croient que l'énorme quantité de produits chimiques que nous ingérons quotidiennement par la nourriture, l'eau et l'environnement, peut s'accumuler.

Charge toxique ou charge corporelle.

L'accumulation, appelée charge toxique ou charge corporelle, peut dépasser la capacité du corps à se détoxifier et peut entraîner un déséquilibre hormonal, une carence nutritionnelle et un métabolisme inefficace

Quels sont les effets secondaires possibles d'un régime de désintoxication ? Certaines personnes peuvent ressentir des maux de tête, de l'acné, une perte de poids ou de la fatigue pendant une cure de désintoxication. Ces symptômes diminuent habituellement après quelques jours. Pour cette raison, beaucoup de personnes prennent un congé de travail pour commencer une désintoxication ou commencer le régime un vendredi soir.

Suggestion de démarrage rapide - Remplacez vos plus gros vices par des alternatives plus saines.

Souvenez-vous que vos organes bénéficieront de n'importe quel type de repos, donc vous pouvez toujours opter pour une option intermédiaire où vous remplacez vos plus gros vices par des alternatives plus saines.

1. Beaucoup de personnes éprouvent des maux de tête au début d'une désintoxication, alors que leur corps s'habitue à la réduction spectaculaire de ses poisons quotidiens. C'est pourquoi il vaut la peine de réduire vos principaux vices lentement avant de commencer.

2. Votre énergie peut baisser avant qu'elle n'augmente, c'est pourquoi il vaut la peine de commencer le programme une fin de semaine pour laisser votre corps s'ajuster. Boire des boissons caféinées ? La plupart des gens le font. Et avec le stress de notre société, il est difficile de ne pas le faire. Même si vous n'êtes pas prêt à arrêter pour de bon, une cure de désintoxication au printemps et à l'automne peut donner à votre foie une chance de se reposer après avoir détoxifié toute cette caféine chaque jour, et cela peut avoir d'énormes avantages physiques en termes de plus d'énergie, de meilleur sommeil et de réduction du stress... ce qui, en retour, peut aussi permettre de réduire considérablement la caféine après votre désintoxication.

Fruits frais.

Profitez de tous les fruits frais. Encore une fois... allez-y doucement avec le pamplemousse ! Un composé du pamplemousse appelé naringine peut inhiber de façon significative les enzymes de détoxification du foie et devrait être évité lors des régimes de détoxification.

Chapitre 16 : La malbouffe !

Les effets néfastes de la survie à la malbouffe.

Essayez simplement de vous rappeler le nombre de personnes obèses que vous rencontrez chaque jour sur le chemin de votre lieu de travail, et vous pourrez constater par vous-même les effets néfastes de la survie à la malbouffe. Gain de poids excessif, léthargie, constipation... vous les nommez et vous les retrouvez tous dans la liste des impacts que la malbouffe a sur notre santé et sur notre vie.

Nous sommes tous humains et, à l'occasion, nous avons simplement envie d'un repas comme celui-ci. Nous avons presque été formés culturellement pour manger de cette façon ! Je peux presque garantir que ces fringales disparaîtront au fur et à mesure que vous changerez vos habitudes. L'une des principales raisons pour lesquelles tant de gens mangent de cette façon est la commodité, et nous menons tous des vies si occupées. Inspectez vos priorités !

La consommation de malbouffe et une habitude alimentaire pauvre en fibres et en humidité remplissent notre système interne de toxines et lorsque le côlon est obstrué par des matières fécales pendant des années, les toxines ne peuvent pas être éliminées de notre système, ce qui ajoute des blessures à notre santé qui se manifestent par ces troubles physiques et mentaux.

La pertinence de la désintoxication du côlon.

Vous pouvez maintenant comprendre la pertinence de la désintoxication du côlon. La désintoxication est un processus qui permet d'éliminer les toxines d'abord du côlon, puis de tout le corps, ou de les neutraliser ou de les transformer.

Les déchets du côlon qui ont été touchés sont expulsés du corps au cours de ce processus. La détoxification du côlon signifie le nettoyage du côlon pour enlever les couches durcies des plaques mucoïdes du côlon. Tout programme de détoxification de notre corps commence par le nettoyage du côlon et ce n'est pas sans raison.

Le côlon est le dernier point dans le système de transformation alimentaire de notre corps. Donc, si cet organe reste rempli de déchets, toute tentative de désintoxication d'autres organes comme les reins ou le foie sera vaine, car les toxines qui y sont générées seront recyclées dans votre système. Et votre système sera alors menacé par des complications encore plus graves... comme le cancer ou la défaillance du système immunitaire.

Cependant, ne paniquez pas parce que vous sentez que votre côlon n'est pas dans son état de bonne santé ! En fait, il y a une bonne affaire que vous pouvez faire pour le changer pour le mieux. Diverses méthodes éprouvées de désintoxication du côlon peuvent vous aider à retrouver votre état de santé antérieur et vous permettre de... Profiter pleinement de la vie.

Le nettoyage régulier du côlon vous assure un bien-être général. Supplément à base de plantes, nettoyants à base d'oxygène, irrigation du côlon... vous pouvez vous servir d'un certain nombre de techniques sophistiquées de nettoyage du côlon. Rappelez-vous, le programme de désintoxication de votre corps commence dans votre côlon et un nettoyage régulier du côlon assure un bien-être général.

Se gaver de fast foods et de milk-shakes.

La prochaine fois que vous tomberez sur un jeune qui se gave de fast foods et de milk-shakes (oui, même si VOUS êtes le coupable et lui avez fourni tous ces "goodies" !), informez-le de leurs effets néfastes ainsi que des avantages de la désintoxication du côlon pour se débarrasser des dommages déjà faits à son système. Les enfants et les jeunes qui grandissent en connaissant les faits sur la santé des aliments sont beaucoup plus susceptibles de prendre soin de leur corps même lorsqu'ils sont en déplacement, loin de votre aide et de vos instructions, et de prendre des décisions dans un monde où la pression des pairs est forte.